TRAITEMENT PALLIATIF

DU

CANCER UTÉRIN

Par Alfred VUILLEMIN

DOCTEUR EN MÉDECINE

ÉLÈVE PARTICULIER DE M. LE PROFESSEUR AGRÉGÉ ROUSTAN.

MONTPELLIER

TYPOGRAPHIE ET LITHOGRAPHIE BOEHM ET FILS

IMPRIMEURS DE L'ACADÉMIE DES SCIENCES ET LETTRES

DE LA GAZETTE HEBDOMADAIRE DES SCIENCES MÉDICALES ; ÉDITEURS DU MONTPELLIER MÉDICAL.

1882

TRAITEMENT PALLIATIF

DU

CANCER UTÉRIN

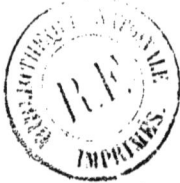

Par Alfred VUILLEMIN

DOCTEUR EN MÉDECINE

ÉLÈVE PARTICULIER DE M. LE PROFESSEUR AGRÉGÉ ROUSTAN.

MONTPELLIER

TYPOGRAPHIE ET LITHOGRAPHIE BOEHM ET FILS

IMPRIMEURS DE L'ACADÉMIE DES SCIENCES ET LETTRES

DE LA GAZETTE HEBDOMADAIRE DES SCIENCES MÉDICALES ; ÉDITEURS DU MONTPELLIER MÉDICAL.

1882

A Messieurs les Professeurs et Professeurs Agrégés

DE LA FACULTÉ DE MÉDECINE DE MONTPELLIER.

A chacun de vous, mes chers Maîtres,
je dois une large part du succès de mes
études médicales : à vous tous je dédie ce
travail, que je vous prie d'agréer comme
un faible témoignage de ma profonde
gratitude.

A. VUILLEMIN

INTRODUCTION

A une époque encore très-rapprochée de nous, une grande obscurité régnait sur l'histoire des maladies de l'utérus. Tantôt elles étaient entièrement méconnues ou négligées comme de trop simples incommodités, tantôt au contraire on les considérait, quand elles étaient un peu développées, comme essentiellement mortelles. C'est alors que les médecins, frappés de l'impuissance de l'art, étaient forcés de se retrancher dans le domaine des moyens palliatifs ; ils voyaient toujours leurs malades succomber en proie à tout ce que la douleur montre de plus affreux.

Les rares guérisons que l'on signale au commencement de ce siècle, et jusque vers 1830, doivent pour la plupart être rapportées à des affections qui n'avaient rien de commun avec le cancer tel qu'on le comprend aujourd'hui. Lisfranc lui-même, qui mit en honneur l'amputation du col utérin [1], a sans doute opéré autant d'engorgements simples que de véritables cancers. Il faut en rabattre beaucoup aussi, paraît-il [3], des brillants succès obtenus par Dupuytren, Stolz, Récamier, etc.

Quoi qu'il en soit, nous devons savoir gré à ces travailleurs de leurs recherches patientes : là où chacun pose sa pierre, l'édifice s'élève.

C'est pour aider aussi à cette édification que j'ai entrepris ce travail, dont le sujet a été traité depuis longtemps par des auteurs d'une autorité incontestée, l'idée des palliatifs dans le cancer utérin datant, comme je l'ai dit, du commencement de ce siècle. Je l'ai choisi cependant, et j'y insisterai parce qu'on est généralement trop enclin à abandonner à elles-mêmes les pau-

---

[1] Lisfranc; Acad. des Sciences, 2 juin 1834.
[3] Krimer; *Journ. der Praktischen Heilkunde.*

vres victimes de l'affection cancéreuse. Cet abandon, souvent absolu, plus fréquent qu'on ne le croit, est malheureusement motivé et presque excusé : chez le médecin, par la ferme conviction qu'il a de ne pouvoir rien pour sa malheureuse cliente ; chez les parents ou amis, par la répulsion invincible que leur cause l'odeur nauséabonde de l'ichor cancéreux. Je pense qu'il est nécessaire de réagir contre le découragement, qu'il faut au contraire rechercher patiemment les moyens propres à prolonger le plus possible la vie des malades, à soulager leurs souffrances, et les traiter de telle sorte qu'elles ne soient plus un objet de dégoût pour elles et pour les autres ; elles retrouveront ainsi les soins affectueux dont elles étaient privées.

Pour aider à cette étude, je reproduirai quelques observations dont les unes ont été prises par moi-même dans la clientèle particulière de mon Maître, M. le professeur agrégé Roustan, à qui je suis heureux de témoigner ici toute ma reconnaissance pour les conseils précieux que j'ai toujours trouvés auprès de lui. Les autres observations ont été recueillies à diverses époques dans la clinique chirurgicale de l'hôpital Saint-Éloi de Montpellier. Je remercie vivement M. le professeur Dubrueil, titulaire de ce service, et M. le professeur agrégé Serre, suppléant, de la grande bienveillance qu'ils m'ont témoignée en toutes circonstances.

Avant d'établir le plan que nous suivrons, il est bon de s'entendre sur ce qu'on peut appeler moyens palliatifs. Faut-il seulement admettre comme tels les caustiques, les injections, le traitement général ? Peut-on étudier sous la même étiquette certaines opérations, comme l'amputation du col par exemple ? Si l'on réfléchit, d'un autre côté, qu'il est difficile d'affirmer qu'on a réellement guéri un cancer utérin par un moyen quelconque, l'hystérotomie elle-même ne devrait-elle pas être rattachée au traitement palliatif ?

Nous pensons qu'il est bon de se ranger à l'opinion de la plupart des auteurs qui considèrent que le traitement général complété par les lavages, la cautérisation, l'ablation des tumeurs exubérantes, et même l'amputation partielle du col, constituent les moyens palliatifs, par opposition au traitement dit curatif, qui comprendrait l'amputation totale du col, l'hystérotomie complète ou partielle, et autres grandes et dangereuses opérations que l'on tente quelquefois aujourd'hui et dont on obtient si peu de profits.

Nous laisserons donc de côté les moyens estimés curatifs. Nous ne parlerons pas non plus du cancer considéré pendant la grossesse, ce sujet méritant plus qu'une simple mention, et nous diviserons notre sujet en deux parties :

La première comprendra une étude rapide du cancer utérin, de ses causes, de ses symptômes, de sa marche, etc., etc.

La deuxième partie sera consacrée au traitement palliatif. Nous dirons quelques mots d'historique sur les moyens précédemment employés, nous donnerons les indications et les moyens actuels de les remplir, et nous rapporterons nos observations, que nous ferons suivre de quelques appréciations.

Enfin nous poserons nos conclusions.

En terminant cette Introduction, je veux combattre encore un découragement qui serait coupable chez le médecin, si celui-ci « restait par ce fait spectateur inutile des affreux progrès d'un mal invincible [1] ». Rendons ce mal supportable, par tous les moyens que nous possédons ; conservons l'espoir à nos malades en paraissant au moins le partager nous-mêmes, et, quand nous serons à bout de ressources, nous aurons encore le devoir de consoler.

M. le professeur Courty affirmait dans une leçon orale, en 1876, qu'il avait prolongé souvent de plusieurs mois, quelquefois de plusieurs années, la vie de beaucoup de malades atteintes de cancer .

Puisse ce modeste travail provoquer quelquefois un pareil résultat !

---

[1] Téalier ; Du cancer de la matrice, etc., etc., ouvrage couronné par la Soc. de Méd. de Lyon. Paris, 1836.

TRAITEMENT PALLIATIF

DU CANCER UTÉRIN

PREMIÈRE PARTIE.

DU CANCER UTÉRIN.

§ I. — NATURE, DÉFINITION.

Le cancer est la maladie la plus terrible et la plus constamment fatale qui puisse atteindre l'utérus [1]. Au milieu de toutes les descriptions qu'on en a données, la seule chose qui apparaît certaine, c'est son incurabilité [2]. Quelle est sa nature ? Le cancer de la matrice, comme celui des autres organes, est-il l'une des formes multipliées sous lesquelles se présente l'inflammation [3], ou bien est-ce une maladie spécifique dont la cause aussi bien que les moyens de traitement nous échappent [4] ? Cette dernière opinion, bien que peu encourageante, n'en est pas moins généralement adoptée. Nous sommes loin de l'humeur atrabilaire mélancolique de Broussais [5]. Nous avons oublié la théorie de Bouillaud [6] et de

---

[1] Churchill ; par A. Leblond, 1874.
[2] Denmann ; *Midwifery*, pag. 116.
[3] Gaz. Méd., 1837, pag. 63.
[4] Téalier ; *loc. cit.* Paris, 1836.
[5] Broussais ; Examen des doctr. méd. Paris, 1834, tom. V, pag. 25.
[6] Bouillaud ; Art. *Cancer*, du Dictionnaire, tom. IV.

2

Treille (maladie chronique), celle d'Andral (altération de nutrition et de sécrétion), celle plus originale des éléments homœomorphes bénins et hétéromorphes malins de Laënnec. Lebert et Follin eux-mêmes n'ont guère fait école en reprenant la théorie des cellules spécifiques, soutenue déjà implicitement par Laënnec, directement par Müller et Chelius, et quelques autres micrographes allemands [1]. Actuellement, si l'on n'admet pas encore l'homœomorphisme absolu, la plupart des micrographes se rangent à l'avis de Robin et de Virchow, qui n'admettent ni néoformation, ni prolifération, mais dégénérescence, altération des éléments normaux [2].

Quant à la définition du cancer, nous l'emprunterons à l'École de Montpellier :

« On doit comprendre sous ce nom toute maladie caractérisée par la double tendance : 1° à détruire l'organe ; 2° à se reproduire sur place ou à s'étendre aux organes voisins avec plus ou moins de rapidité, quelles que soient d'ailleurs les affections qui président au développement de cette maladie ou les formes anatomiques qui la représentent [3].

Nous acceptons entièrement cette définition pour les diverses variétés que nous indiquons plus loin.

§ II. — FRÉQUENCE.

Si le cancer utérin n'est pas aussi fréquent qu'on l'a cru, il est loin d'être rare. Tanchou [4], parmi 2,568 cas de mort par affection des organes génitaux, a relevé 1,498 cancers, soit 58,33 %. Simpson [5] sur plus de 11,000 cancéreux, signale 3,000 cas de cancers utérins, soit 29 %. Les statistiques indiquent comme victimes du cancer utérin :

A Paris 2,7 % de la population ; à Bordeaux 3,2 ; en Suisse 4,4 ; en

---

[1] Acad. des Sc., 7 juillet 1845. Communication de Sédillot, de Strasbourg.
[2] Cornil et Ranvier; Histologie pathologique. Paris, 1869.
[3] Courty : Traité prat. des mal. de l'utérus, 2e édit. Paris, 1872, pag. 993.
[4] Tanchou; Recherches, etc., etc.; in Journal des Connaiss. méd., novembre, 1336, n° 2.
[5] Clin. Lect. on diseases of wom. Philadelphie, 1863.

Allemagne 2,65 ; en Angleterre 2 : en Islande 2,9 ; en Russie 1,5. La moyenne pour l'Europe serait 2,8 °/₀ [1]. En 1846, Wilkinson King, se basant sur 1,000 autopsies, affirmait que, sur les femmes qui meurent vers l'âge de 44 ans, la moitié environ sont affectées de cancer [2].

Age. — Sur 409 cas rapportés par Mᵐᵉ Boivin et M. le professeur Dugès (de Montpellier) [3], et d'après les recherches de Lever [4], le maximum de fréquence se trouve de 30 à 50 ans. On l'a observé à 9 mois [5] et à 82 ans (Cruveilhier).

Grossesse. — Pauly, prosecteur de Lisfranc, a constaté que 13 femmes atteintes du cancer du col avaient eu toutes des grossesses antérieures. Sur 37 cas rapportés par Lebert [6], 3 femmes seulement n'avaient jamais eu d'enfants ; enfin, de nos observations, une seule (Obs. ii) a rapport à une nullipare.

Tempérament. — Les sujets lymphatiques semblent atteints de préférence.

§ III. — CAUSES.

On a pensé d'abord à faire dépendre le cancer de l'utérus de l'excitation exagérée et prolongée de cet organe : le coït, la masturbation, les avortements répétés, sont les premières causes invoquées [7]. Malheureusement, pour cette théorie, les femmes passionnées, les filles publiques, paraissent moins sujettes à cette affection que les femmes modérées dans leurs passions. On a dit alors que, s'il existe quelquefois une prédilection de cette maladie pour certaines femmes, c'est, en général, pour celles qui sont douées d'un excès de sensibilité morale et d'irritabilité nerveuse [8]. On a

---

[1] Dechambre; Dictionnaire Géographie méd., tom. VIII.

[2] *London med. Gaz.*, mars 1846.

[3] Boivin et Dugès; *loc. cit.*

[4] Arch. gén. de Méd. Paris, 1840, 3ᵉ série, tom. VII, pag. 211.

[5] Heckfort ; Hôpital des Enfants de l'Est (Londres), 1868.

[6] Scanzoni; Paris, 1858, rapporté par Churchill, *loc. cit.*

[7] Boivin et Dugès (de Montpellier); Traité des mal. de l'utérus. Paris, 1831.

[8] Téalier ; *loc. cit.*

dit aussi que le cancer, bien que précédé souvent, d'après Broussais, Bouillaud, etc., d'une inflammation qui n'est pas de même nature, n'en est pas moins une maladie qui nécessite une prédisposition. L'âge critique n'est pas une cause de cancer, mais en est souvent l'occasion [1]. L'hérédité a une influence évidente (Obs. II). Les inquiétudes, les habitations malsaines, la mauvaise nourriture, y prédisposent certainement. Ajoutons que les menstruations précoces et abondantes sont des prédispositions pathologiques qui interviendront plus tard pour réaliser une affection utérine, souvent une affection cancéreuse.

Le Dr Legrand, en produisant son *Mémoire sur la coïncidence des diathèses scrofuleuse et cancéreuse*[2], ouvre la voie à de nouvelles recherches; pour ma part, et sans insister sur la valeur du fait qui sera élucidé sans doute quelque jour, j'ai remarqué que chez presque toutes les malades atteintes de cancer que j'ai pu interroger, il y avait coexistence de la diathèse cancéreuse et d'une des diathèses herpétique ou rhumatismale. MM. Verneuil et Bazin se sont occupés de la question. Il résulte de leurs recherches que l'épithélioma serait lié généralement à la diathèse herpétique, le carcinome à la diathèse rhumatismale.

En somme, les causes du cancer utérin nous sont peu connues, et nous le rattachons généralement à l'acte morbide qui a précédé sa manifestation.

§ IV. — ANATOMIE PATHOLOGIQUE.

Il serait assez difficile, au milieu de toutes les divisions qui ont été proposées, d'en trouver une qui satisfît les exigences de l'histologie, de l'anatomie, et de la clinique.

Sans discuter les théories émises jusqu'à ce jour, nous examinerons rapidement les cancers utérins, c'est-à-dire les *tumeurs malignes* de l'utérus, sous leurs trois aspects les plus fréquents : 1° Épithéliomas; 2° Carcinomes; 3° Sarcomes.

[1] Recherches cliniques, etc.; par Boys de Loury et H. Costilhes. Gaz. Méd., juin, juillet, août 1845.

[2] Revue méd., septembre 1850.

1° Epithéliomas.— M. le professeur Verneuil, dans une leçon récente, a indiqué pour ces tumeurs la classification clinique suivante :

a. *Cancroïde proprement dit.* — Il résulte de l'infiltration du derme de la muqueuse d'abord, des tissus voisins ensuite, d'où lui vient aussi son appellation de *cancroïde par infiltration*. Il y a une induration constante ; c'est le représentant de l'épithélioma des lèvres.

b. *Cancroïde papillaire.*— Il débute par la couche superficielle du derme, par les papilles, et se développe plus tard en bourgeons énormes ; il est alors infiltré et devient diffus, de plus excentrique, qu'il était au début.

c. *Cancroïde tubulé.* — Cette variété débute dans les follicules, les glandules. Ce sont, au début, de petits adénomes, grains de millet d'abord, qui grossissent et se confondent, de sorte que si l'on reconnaît au début la forme glandulaire, plus tard on a de la peine à la retrouver. Au col, où les glandes folliculeuses sont plus nombreuses, la prolifération est souvent excessive ; le corps de l'utérus, au contraire, contient plutôt des glandes tubuleuses moins sujettes à la maladie. Les parties voisines sont toujours saines.

Ce sont là trois épithéliomas d'origine et de développement différents. Le premier, toujours infiltré, rarement opérable à l'utérus, est le vrai épithélioma ; le deuxième, localisé d'abord, se transforme ensuite et s'infiltre ; les cellules épithéliales en sont grosses, larges, tandis que la troisième variété contient un épithélium plus petit. Celle-ci tient de l'adénome par sa bénignité.

2° Le carcinome (cancer vrai) est pour Cornil « une tumeur composée d'un stroma fibreux limitant des alvéoles remplies de cellules libres dans un liquide : les cellules et les noyaux polymorphes ne sont pas caractéristiques ». De là, deux variétés déterminées par la prédominance de l'un ou l'autre des éléments constituants :

a. *Carcinome fibreux* (squirrhe) si la trame fibreuse prédomine sur le suc cancéreux. L'infection est lente, mais constante.

b. *Carcinome encéphaloïde* si la trame fibreuse, peu développée, renferme un suc abondant, riche en cellules et en noyaux. Cette variété a

été considérée par quelques auteurs, entre autres par Wadeyer et Laboul-
bène, comme un épithéliome pavimenteux.

3° SARCOMES. — Les variétés qu'offrent ces tumeurs sont si grandes,
qu'au point de vue anatomique Cornil et Ranvier les divisent en neuf
classes, et qu'au point de vue clinique Lücke en distingue sept espèces.
Nous pensons qu'on peut les rattacher pratiquement à deux types distincts,
les rapprochant tantôt des tumeurs bénignes (sarcomes fuso-cellulaires),
tantôt des tumeurs malignes (tumeurs embryoplastiques). Cette dernière
variété serait spéciale au corps de l'utérus [1].

Nous citerons pour mémoire les *myxo sarcomes*, formés de tissu muqueux
dégénéré, dont Billroth s'est occupé tout spécialement.

§ V.— SYMPTOMES, MARCHE, DURÉE.

L'innocuité apparente du cancer au début est un caractère qui a frappé
tous ceux qui se sont occupés de cette question [2]. L'hémorrhagie manque
rarement, même dans les premières phases [3], et Lebert estime que chez les
deux tiers des malades, les pertes utérines caractérisent le commencement
de la maladie [4] ; mais il arrive fréquemment aussi que les premiers symptômes du cancer utérin échappent à la sagacité du médecin ; il a déjà fait
de grands progrès sans que la femme qui en est affectée ait éprouvé la
moindre incommodité. On est tout étonné de rencontrer des femmes qui
jouissent en apparence d'une santé florissante et chez lesquelles la maladie
a néanmoins jeté de profondes et indestructibles racines. Cette circon-
stance ne dépend pas seulement, comme on pourrait le croire, et comme
cela arrive quelquefois, de la pudeur mal entendue qui porte quelques
femmes à cacher ou dissimuler des souffrances en apparence peu graves,
mais bien d'un silence complet de la maladie [5].

La plupart des femmes d'ailleurs s'abusent longtemps sur l'existence

[1] Gusserow; Arch. für Gynäkol., 1870.
[2] Courty ; loc. cit.
[3] Sinéty ; Manuel pratique de Gynéc... Paris, 1879, 2ᵉ partie, pag. 448.
[4] Lebert; Traité prat. des mal. cancéreuses. Paris, 1851.
[5] Téalier ; loc. cit.

et les progrès du cancer de l'utérus. Tranquilles sur leur état par cela seul
que le flux menstruel est régulier et que la santé générale ne paraît pas
troublée, elles attribuent aux rapports sexuels les douleurs passagères qui
se font ressentir au-dessous du pubis, dans les reins, les aines, les cuisses,
et ne se soumettent à l'examen du médecin que lorsque l'affection cancéreuse a passé à la seconde période[1].

Si le cancer a souvent des débuts et une marche insidieux, il arrive en
revanche que les symptômes éclatent brusquement. Des ménorrhagies,
des métrorrhagies intermenstruelles, d'abord rares, puis rapprochées, sont
le premier phénomène qui fait naître de l'inquiétude dans l'esprit des
malades. Leur nombre, leur durée, leur abondance, sont variables; un fait
pourtant est à noter : c'est que les métrorrhagies correspondent à une
période d'autant moins avancée qu'elles sont plus abondantes. Dans l'intervalle apparaît un écoulement séreux qui empèse le linge ; d'abord
inodore, il acquiert plus tard une odeur de putridité infecte et devient
alors sanieux, purulent, contient du sang, du putrilage, des débris de tissus
sphacélés. Alors apparaissent aussi des troubles sympathiques du côté de
l'estomac, de la diminution dans l'appétit, de la gastralgie, des vomissements [2] ; ces derniers symptômes ne persistent pas. La diarrhée alterne
fréquemment avec la constipation.

La sensation de pesanteur au périnée, qui est si fréquente au début,
augmente à mesure que la tumeur se développe. La pression de cette
tumeur sur la vessie donne lieu à des envies fréquentes d'uriner, rarement à de la dysurie. La fièvre, qui existe toujours plus tard, n'est pas un
symptôme constant au début.

La douleur, qui fait généralement défaut à la période d'induration, a au
contraire un caractère spécial dans la deuxième période (ulcération). Elle
est alors vive, lancinante, constante, s'irradie aux reins, au pubis, et s'étend
jusqu'à l'anus et aux cuisses [3]. D'autres fois, ce sont des élancements rapides, passagers, que Cruveilhier appelle *éclairs de douleurs*.

[1] Montgomery; *Dublin Medical Presse*, sept. 1842.
[2] Sinéty ; *loc. cit.*, pag. 449.
[3] Churchill; *loc. cit.*, pag. 449.

Plus tard, il se produit généralement des phénomènes de compression qui déterminent des douleurs terribles dans les régions hypogastrique, fessière, sacrée, le long du nerf sciatique ou du nerf crural. Ces phénomènes, rarement continus, sont comparés à des crampes par les malades qui les subissent (Obs. IX).

M. Courty insiste avec raison sur ce fait que les cancers peuvent arriver à une période très avancée sans éveiller de douleurs lancinantes ou autres, et le Dr Chéron [1] ajoute qu'il arrive souvent que la douleur n'est que névralgique et qu'elle n'est provoquée ou exaspérée que par l'arrêt intempestif de l'écoulement.

Le pouls est petit, rapide, vibrant, concentré, et s'affaisse bientôt sous l'influence des hémorrhagies répétées. La peau est sèche, ridée, jaunâtre. Cette coloration s'étend aussi aux autres tissus.

La langue est sèche, ou blanche, ou d'un rouge violacé. L'expression de la physionomie est amère, ennuyée. Les traits sont tirés, saillants, anguleux.

A tous ces symptômes se joignent fréquemment des lésions rénales déterminant des accidents urémiques tantôt aigus, tantôt chroniques : céphalalgie, diarrhée, abaissement de la température centrale, diminution ou suppression des urines [2], etc. De plus, la tumeur cancéreuse agissant comme corps étranger, produit, surtout vers la fin de la maladie, des œdèmes consécutifs à la compression veineuse qu'elle exerce.

Enfin on constate fréquemment la perforation du rectum ou de la vessie, ou de l'un et l'autre. Il y a alors issue des matières fécales et de l'urine par le vagin, qui devient tellement sensible que l'application du spéculum et le toucher sont souvent impossibles.

La péritonite, bien que très-rare par perforation, doit cependant être signalée.

Ces symptômes seront corroborés par les indications du toucher et du spéculum ; cet instrument toutefois devra être employé avec une extrême prudence [3].

---

[1] Dr Chéron; Revue méd. chir. des mal. des femmes, juillet 1880.
[2] Boudin; Accidents urémiques dans le cancer utérin. Th. Paris, 1876.
[3] Sinéty ; loc. cit., pag. 452.

Le toucher fera constater d'abord la mobilité de l'utérus, puis la dureté, l'ulcération, les végétations dont le col peut être le siège. Une ulcération à bords durs, saillants, irréguliers, en forme d'entonnoir, indiquera une forme ulcéreuse du cancer ; la forme végétante présentera de nombreuses granulations, arrondies, fermes, résistantes au milieu de tissus mous ; dans la forme infiltrée, le col, gros, irrégulier, bosselé, présentera une consistance variable selon les points explorés. Le toucher indiquera de plus la sensibilité spéciale du vagin et du col, et les perforations qui pourraient exister, soit du côté de la vessie, soit du côté du rectum.

Le spéculum confirmera ces indications.

La sphère ganglionnaire, dont l'appareil génital interne constitue l'un des départements qu'il tient sous sa dépendance, reçoit la première le contre-coup de la lésion ; le cancer s'y généralise [1]. Cette infection, niée par Bayle [2], sera mise en évidence par le palper abdominal et surtout par les phénomènes de compression que j'ai déjà signalés.

Le néoplasme envahissant, d'un côté, et les tissus envahis, de l'autre, contribuent à augmenter ou à diminuer la promptitude de la marche et de la généralisation des tumeurs cancéreuses. C'est ainsi que l'élément néoplasique a une puissance proliférante plus ou moins grande suivant son âge. Si, d'un autre côté, le terrain sur lequel il se développe ne présente qu'une réaction nulle, la marche est prompte et la généralisation active ; si la réaction est active et tend à former du tissu fibreux, celui-ci oppose une barrière au produit pathologique, qui reste localisé. [3]

Au point de vue des formes, les épithéliomas, parmi lesquels l'épithélioma tubulé est le plus lent, mettent plus de temps à parcourir leurs périodes que les carcinomes, et parmi ceux-ci, l'encéphaloïde l'emporte de beaucoup sur le squirrhe, par sa marche envahissante et la rapidité de de sa généralisation [4].

Les sarcomes peuvent rester bénins pendant un temps très long.

[1] Picqué ; Th. d'agrég. Paris. 1880, nº 64.
[2] Lassalas; Th. doct. Paris, 1869, pag. 45.
[3] Sinéty; loc. cit., pag. 446.
[4] Custaud; Th. Montpellier, 1877; et Cornil, loc. cit.,

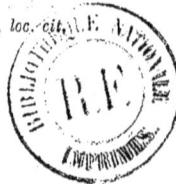

La durée du cancer serait de 16 à 17 mois d'après M. Courty, de 12 mois seulement d'après Gusserow. Il est en somme assez difficile de fixer des limites même approximatives à une maladie dont le terme dépend de la nature de la lésion et du traitement institué.

§ VI. — DIAGNOSTIC. PRONOSTIC.

Rien n'est plus difficile que le diagnostic d'une affection utérine au début, et même à la deuxième période. Ainsi, le sarcome est limité dans son point d'implantation ; mais comment, surtout s'il est exubérant, le distinguer des tumeurs fibreuses et de certaines formes de cancer ? Ici le microscope sera d'un grand secours, et cependant nous verrons, dans l'étude du traitement, que l'on ne saurait être trop prudent dans l'exploration des tumeurs utérines. De même, les engorgements cancéreux ne pourront guère être distingués de ceux qui n'en ont que l'apparence, que par la marche de la maladie ; il faudra se rappeler que les engorgements simples sont de beaucoup les plus fréquents [1].

Au point de vue macroscopique, nous rappellerons les quelques signes distinctifs suivants :

L'*induration simple* est plus rouge, plus vasculaire, moins dure, moins nettement lobulée ;

Les *tumeurs fibreuses* sont plus nettement limitées, ne sont pas douloureuses, et ne s'ulcèrent jamais ;

La *grossesse* sera facilement distinguée par la suppression ordinaire des règles et les autres signes caractéristiques [2].

A une époque plus avancée, le cancer ulcéré peut être confondu :

Avec l'*ulcération simple*. Dans ce cas, il n'y a ni augmentation de volume de l'organe, ni écoulement fétide, ni symptômes généraux graves ;

Avec l'*ulcère vénérien* : le traitement antisyphilitique que l'on doit

---

[1] Téalier ; *loc. cit.*

[2] Bazin ; Essai sur le diagn. des mal. de l'utérus qui se terminent par le cancer de cet organe. Th. Paris, 1833.

essayer d'abord lèvera tous les doutes, surtout s'il est contrôlé par d'autres manifestations de la maladie.

Les métrorrhagies à un âge avancé indiquent presque toujours le cancer : celui-ci, bien que fréquent pendant la vie sexuelle, se développe souvent aussi tardivement, et sa marche n'est jamais enrayée par la ménopause.

Enfin le mauvais état général, l'écoulement fétide, l'infection ganglionnaire et les autres symptômes énumérés plus haut, éclaireront le diagnostic.

Duparcque [1], et après lui Gallard [2], prétendent que le cancer peut guérir définitivement. Lisfranc déjà, en 1833, avait émis la même opinion, que Bouillaud [3] accepta seulement pour les cancers au premier degré.

Nous pensons avec M. Courty que la curabilité absolue du cancer utérin est *un but chimérique à atteindre* [4], et cependant nous osons espérer « qu'un jour viendra où la phthisie pulmonaire et le cancer céderont à une médication que nous ne pouvons prévoir [5]».

---

[1] Duparcque; Mal. de la matrice. Paris, 1839, tom. I. pag. 458.
[2] Gallard; Leçons clin. sur les mal. des femmes, 1re édit., 1873, pag. 501.
[3] Bouillaud ; Art. *Cancer*, du Dict. de Méd. et de Chirurgie prat.
[4] Courty; *loc. cit.*, pag. 1020.
[5] Gaz. Méd. de Paris, 1845, pag. 427.

DEUXIÈME PARTIE.

DU TRAITEMENT PALLIATIF.

---

§ I. — HISTORIQUE.

La première tentative sérieuse que l'on ait faite contre le cancer utérin a été l'amputation du col ; on s'accorde à en attribuer l'initiative à Lauvariol, qui conseilla cette opération en 1780 ; Osiander la pratiqua avec succès en 1801. Il imagina d'amener à cet effet l'organe utérin à la vulve par des tractions ménagées à l'aide de fils traversant le col. Cette pratique de l'abaissement a été longtemps en honneur ; actuellement encore on y a recours quelquefois, mais dans des limites assez restreintes, pour en diminuer considérablement les dangers (Obs. x).

Dupuytren a substitué aux fils d'Osiander la pince de Museux. Mayor (de Lausanne), Hatin et Colombat ont imaginé d'ingénieux instruments mécaniques qui ont toutefois le défaut de nécessiter une dilatation très douloureuse du vagin. Lisfranc s'est servi de l'érigne de Museux.

On ne recherchait alors qu'un moyen pratique d'attirer au dehors le col, que l'on tranchait ensuite au bistouri. Aujourd'hui que cet abaissement n'est plus une nécessité absolue, on s'est préoccupé plus justement des moyens de section, de ligature, de cautérisation, etc.

Pour dégorger le col, Krimer [1] proposa avec raison les sangsues. Il signala de plus la ciguë comme ayant une action curative spéciale sur le cancer, mais ce remède ne tarda pas à tomber dans le domaine du charlatanisme.

[1] Krimer ; *loc. cit.*

De tout temps, du reste, on a rencontré des *spécialistes* offrant de guérir sans opération, mais non sans argent, cette redoutable maladie. Je citerai, à titre de curiosité, le fait d'une Portugaise qui me fut présentée à Rio de Janeiro comme ayant été débarrassée d'un cancer de la matrice après avoir avalé une simple infusion de piquants de hérisson préalablement grillés !

La ciguë cependant eut des partisans convaincus, parmi lesquels il est juste de citer Manning, Stork, Boivin et Dugès, J.-A. Récamier, A.-L.-J. Bayle.

A la même époque, le Dr Erskin Pearson [1] employa la teinture d'iode *intus et extra*; cette médication, secondée par des emménagogues, paraît avoir donné quelques bons résultats.

Un peu plus tard, Manec [2] préconisa la poudre arsenicale de Rousselot dont le règne est loin d'être passé. Gilman [3] remplaça les sangsues par des scarifications faites au moyen d'une lancette adaptée solidement à un long morceau de bois, et Barbieri Angelo [4] recommanda la cautérisation par l'acide arsénieux, reprenant ainsi un traitement institué en Angleterre par Hunt, médecin à Darmouth [5]. L'année suivante [6], les effets de l'opium en dissolution très épaisse furent l'objet d'une communication à l'Académie des Sciences.

Entre temps, on ne négligeait pas l'application du chlorure de zinc déjà recommandé en 1834, ni la cautérisation au fer rouge, qui fit l'objet d'un remarquable travail de M. Laurès, travail inspiré par Jobert [7], et qui fut employée par le Dr Péraire, de Bordeaux, concurremment avec des applications répétées de nitrate acide de mercure et de nitrate d'argent.

(L'anse galvano-caustique a été employée beaucoup plus tard ; mais nous pouvons dire dès maintenant que le chirurgien Labbé a enlevé

[1] *North american Arch. of. med. and surg. Sc.*, novembre 1835.
[2] Acad. des Sc., 6 février 1843.
[3] *The New-York Journ. of med. and the collat. Sc.*, novembre 1844.
[4] *Gaz. Med. di Milano*, mai 1845.
[5] *Med. Soc. of London*, 5 mars 1838.
[6] Tanchou ; Acad. des Sc., 22 juin 1846.
[7] Jobert ; *in* Journ. de Chirurg. janv. fév. et mars 1844.

plusieurs fois, avec une régularité et une rapidité admirables, d'énormes champignons cancéreux. La malade ne souffre pas, à moins que l'anse, mal appliquée, ne touche les parois du vagin.)

Quelques années plus tard, M. Bonnet (de Lyon), suivi bientôt par Rizzoli (de Bologne), inaugura contre les tumeurs et ulcères cancéreux l'emploi du chlorure de zinc sous la forme précieuse de pâte de Canquoin, pendant que J. Arnott faisait ses belles expériences sur l'efficacité des températures très basses ou anesthésiques [1].

Le symptôme douleur était traité par les opiacés, les lavements laudanisés, les suppositoires calmants, etc. L'École de Lyon a obtenu quelques succès dernièrement en employant l'azotate d'aconitine à des doses très minimes (1/4 de milligramme). Cet hypnotique rend, paraît-il, d'éminents services dans le traitement palliatif du cancer utérin. Je regrette vivement de n'avoir pu moi-même en constater les effets.

Tels sont les principaux moyens qui m'ont paru mériter une mention rapide. Je ne parlerai que pour mémoire des toniques amers avec l'ammoniaque, de la belladone avec la rhubarbe, des hydrochlorates de baryte et de plomb, de l'oxyde et du muriate d'or, et je passe sous silence une foule d'autres remèdes dont Astruc [2] donne la liste, et dont le nombre et la variété indiqueraient à eux seuls la gravité de l'affection qui nous occupe.

Nous verrons, dans les paragraphes qui suivent, les agents thérapeutiques actuellement en usage et leurs indications.

On a renoncé, momentanément sans doute, à guérir le cancer de la matrice, et toutes les ressources de l'art, toute l'intelligence du médecin, tendent à éloigner le terme fatal et à rendre plus douces et plus supportables pour la patiente les étapes douloureuses d'une maladie sans espoir.

[1] *London Med. Gaz.*, décembre 1851.
[2] Astruc; Traité des mal. des femmes, 2e édit. Paris, 1778.

§ II. — INDICATIONS PRINCIPALES ET MOYENS DE LES REMPLIR.

Les indications prophylactiques du cancer utérin se confondant avec l'hygiène des organes génitaux et les indications curatives n'existant pas, je me bornerai à traiter dans ce chapitre les indications palliatives.

Parmi elles nous citerons :

1° Celles qui ont rapport à l'âge. Un âge avancé sera une contre-indication sérieuse à une opération, même palliative, qui pourrait avoir pour conséquence une grande perte de sang ou une suppuration prolongée ; il indiquera formellement au contraire les excitants, les fortifiants, les alcooliques, etc.;

2° Celles qui ont rapport au climat, aux saisons. Ces indications auront une certaine valeur pour l'administration du sulfate de quinine par exemple , au point de vue des complications intermittentes ; elles seront précieuses pour les précautions à prendre contre le froid, l'humidité, etc.;

3° Celles qui se tirent des symptômes de la maladie elle-même. Les plus importantes sont les suivantes :

Amputer ou détruire les parties malades aussi complètement que possible ;

Arrêter les hémorrhagies ;

Soulager la douleur ;

Assurer une propreté parfaite et combattre la fétidité de l'écoulement;

Soutenir les forces.

Chacune de ces indications peut devenir majeure, les autres demeurant accessoires.

Supposons par exemple un chou-fleur saignant, déterminant de la douleur par compression ou autrement, laissant écouler un pus fétide, écoulement qui, joint à l'hémorrhagie, épuise la malade : l'indication à remplir immédiatement sera l'ablation de la tumeur ; il est clair que cette opération entraînera la sédation des autres symptômes.

De même une hémorrhagie déterminée par une tumeur inaccessible ou inopérable actuellement, deviendra le phénomène dominant et nécessitera une intervention immédiate.

Dans d'autres cas, des crises épouvantables de douleur domineront la scène et masqueront les autres accidents, etc., etc.

C'est au praticien qu'il faut laisser le soin de déterminer, pour chaque cas, l'indication ou les indications qui réclament d'abord son intervention, et le mode d'intervention que nécessiteront ces mêmes indications. On comprendra qu'il est impossible de fixer à cet égard des règles précises, les aspects de la maladie variant à l'infini suivant les malades et suivant la période de l'affection.

Au risque d'ennuyer, j'insiste un peu sur la nécessité de l'intervention active, parce que j'ai vu souvent, et mes Maîtres se rappelleront certainement aussi avoir vu des malades épuisées, désespérées, venant, souvent de fort loin, réclamer à Montpellier les secours qu'elles ne trouvaient plus chez elles : leur médecin les avait abandonnées, il n'avait *plus rien à faire !*

Eh quoi ! voilà une femme qui se tord de douleur, et vous n'avez plus rien à faire !

Voilà une hémorrhagie qui menace votre cliente, et vous attendez qu'elle s'arrête pour agir !

Voilà une malade qui s'empoisonne, qui meurt de consomption, et vous vous croyez le droit de vous croiser les bras !

Il faut bien cependant signaler ces faits pour en prévenir le retour. Il faut dire aussi que la plupart de ces cancéreuses ont retrouvé à Montpellier le courage et la santé. Sont-elles parties guéries? Non, mais améliorées, mais ressuscitées, si je puis m'exprimer ainsi, pour un temps souvent fort long.

Ceci dit, nous allons passer en revue les moyens actuellement en usage pour remplir les indications majeures que nous énumérons plus haut. Nous serons bref, par la raison que ce n'est pas un traité théorique que nous écrivons, mais une étude *clinique*, et que ces moyens se retrouveront exposés dans nos observations, qui seront ainsi des exemples à l'appui des faits, exemples que nous ferons suivre de quelques explications pratiques.

A. Amputer ou détruire les parties malades aussi complètement que possible.

Cette opération est indiquée, pour l'amputation, lorsque la tumeur est circonscrite, l'utérus mobile, et même si, la maladie étant trop étendue déjà pour permettre de distinguer une limite entre le tissu sain et le tissu malade, la tumeur amène des pertes sanguines ou autres.

On peut opérer au galvano-cautère, au thermo-cautère, par la ligature élastique, l'écraseur linéaire, le bistouri et les ciseaux, et les flèches de Canquoin.

Dans les autres cas, on attaquera la tumeur ou les végétations par le chlorure de zinc liquide (végétations intra-utérines) anhydre, ou sous forme de pâte ou de sparadrap Canquoin. Cet agent, de l'avis général, est préférable aux autres caustiques, qui hâtent les progrès du mal par l'inflammation qu'ils développent dans le cancer lui-même.

B. Arrêter les hémorrhagies.

L'ablation de leur cause est toujours indiquée quand elle est possible. Dans le cas contraire, on emploiera les hémostatiques suivants :

A l'intérieur, eau de Rabel, teinture de cannelle, seigle ergoté, tannin, ratanhia, cachou, et surtout perchlorure de fer, qui est en même temps tonique et quelquefois digestif.

Localement, on fera des injections d'eau vinaigrée ou d'infusion de tannin, ou bien encore des applications de perchlorure de fer, de chlorure de zinc.

Il faudra ajouter aux astringents internes et aux topiques les moyens indirects d'hémostase, tels que le repos, l'attitude, la continence, la liberté du ventre, etc., etc.

C. Soulager la douleur.

Les accidents nerveux et surtout les paroxysmes de douleur seront combattus, soit par les antispasmodiques, soit par les narcotiques :

4

A l'intérieur, le bromure de potassium, la morphine (en sirop ou en injections hypodermiques), l'éther, le laudanum (en potion ou en lavement), l'extrait gommeux d'opium, et l'extrait de belladone en pilules.

Localement, cataplasmes laudanisés, suppositoires calmants, pommade à l'iodoforme, bains tièdes ou chauds, etc.

Toutefois, tant que les malades peuvent se dispenser de recourir aux narcotiques, c'est préférable, dans l'intérêt de leur nutrition et de leur santé générale.

D. Assurer une propreté parfaite et combattre la fétidité de l'écoulement.

Les soins hygiéniques, les lavages fréquents, les lotions désinfectantes et détersives, les applications de chlorure de zinc, le nitrate d'argent ou de perchlorure de fer, destinées à modifier les plaies ou les tumeurs ulcérées en suppuration, sont les principaux moyens à retenir.

E. Soutenir les forces.

Il est de toute nécessité de tonifier la constitution de la malade. Pourvu que la fièvre ne soit pas allumée ni trop intense, l'économie résiste à l'altération organique proportionnellement à ses forces.

On relèvera donc la constitution et les forces par le séjour à la campagne ou dans une habitation bien aérée, bien exposée; un bon régime; une médication tonique et reconstituante comprenant les amers, le quinquina, les pilules de Blaud et rhubarbe, le perchlorure de fer, les vins généreux [1], etc.

---

[1] Courty ; *loc. cit.*, pag. 240 et 1032.

§ III. — OBSERVATIONS.

Épithélioma de la lèvre postérieure du col.

Puech, Marie-Louise, âgée de 33 ans, couturière, entre à Saint-Eloi le 17 mars 1877. Réglée à 14 ans, fortement, sans douleurs, les règles étaient régulières sans caillots, mais il y avait des pertes blanches constantes dans l'intervalle. Cette fille a eu trois enfants et a fait une fausse couche. Pas de scrofule, pas de rhumatisme, jamais de boutons. Une forte variole à 16 ans. Aucune autre maladie aiguë.

Depuis la fausse couche qui se produisit au mois de mars 1875, il s'établit une leucorrhée constante jusqu'au mois de septembre 1876, où des métrorrhagies répétées se produisirent entre les époques cataméniales ; les pertes blanches diminuèrent alors beaucoup. Depuis quatre mois, douleurs très-vives, incessantes, lancinantes, dans les reins, la région hypogastrique, à l'estomac, quelquefois entre les épaules. Sensation de t'raillement dans les cuisses.

La lèvre postérieure est le siège de végétations volumineuses, friables, saignantes, laissant écouler un ichor gangréneux d'une odeur nauséabonde ; le canal cervical est enfoui dans ces productions, et une partie de la lèvre antérieure en est recouverte. Le large pédicule de cette tumeur épithéliale ne se perçoit cependant, sous forme d'induration, que sur une partie de la lèvre postérieure. L'utérus est mobile et paraît sain.

L'état général est des moins satisfaisants : la malade est pâle, sans forces, sans appétit, bien que les fonctions digestives s'exercent assez bien ; jusqu'à présent, elle n'a suivi aucun traitement.

On ordonne alors des viandes grillées, du vin, et comme tisane du lait coupé avec une décoction de quinquina ; on prescrit des injections au coaltar saponiné de Lebœuf, et on fait, avec le chlorure de zinc liquide, des cautérisations suivies d'application de poudre arsenicale de Rousselot.

Au bout de cinq semaines de ce traitement, l'écoulement a disparu en grande partie, il est inodore, et il ne reste qu'une petite ulcération que l'on continue à toucher avec la poudre arsenicale, jusqu'au moment où la malade sort de l'hôpital dans un état général et local des plus satisfaisants, et ne ressentant plus aucune douleur.

Dans le cas de la fille Puech, il y avait plusieurs indications à remplir. L'écoulement fétide, les hémorrhagies et la tumeur volumineuse dont la lèvre postérieure était le siège, ont été victorieusement combattus par un seul agent sur lequel nous ne saurions trop appeler l'attention, agent qui a rendu et qui rendra encore de si éminents services : je veux parler du chlorure de zinc. Il est en effet un caustique puissant, il est coagulant et, de plus, antiseptique de premier ordre. Comme caustique, il est le moins dangereux que l'on connaisse ; il provoque des inflammations adhésives et on a même vu des ouvertures du péritoine produites par la pâte de Canquoin sans péritonite généralisée consécutive [1]. Son application méthodique sur les tumeurs les plus vasculaires n'entraîne jamais d'hémorrhagie ; elle arrête en outre celles qui existent. Enfin nous avons toujours constaté, à la suite de son emploi, la disparition complète et immédiate de cette odeur repoussante qu'il est si nécessaire de combattre.

Le Dr Lejeune a suivi, dans le service de M. Alph. Guérin, les bons effets que l'on peut retirer du chlorure de zinc dans le traitement du cancer du col. Il a fait à ce sujet un remarquable travail [2], dont voici les excellentes conclusions :

1º Le cancer limité au col de l'utérus sera avantageusement traité par la cautérisation à la pâte et au chlorure de zinc ;

2º On obtient par ce caustique une destruction aussi complète du mal que par l'amputation du col, et on reste à l'abri des accidents qui peuvent accompagner cette opération ;

3º Les flèches peuvent être enfoncées profondément dans la cavité du

---

[1] Courty ; Leçon orale.
[2] Bulletin général de Thérap., oct. 1880.

col et atteindre des parties qu'il serait dangereux d'attaquer par un autre moyen ;

4° Lorsque le mal est trop étendu pour qu'on puisse espérer pouvoir le détruire, la cautérisation au chlorure de zinc trouve encore son emploi pour réprimer les fongosités cancéreuses et combattre avec avantage les hémorrhagies ;

5° Ce traitement est très-bien supporté par les malades, il est d'une application facile et à la portée de tout le monde.

Nous nous associons entièrement à ce conclusions.

La poudre arsenicale de Rousselot ajoute ses effets à ceux du chlorure de zinc en cautérisant par l'acide arsénieux, en désinfectant par le minium, et en déterminant l'hemostase par le sang-dragon qu'elle contient.

L'état général a été traité par un régime approprié et quelques agents thérapeutiques, entre autres le quinquina.

Les douleurs ont disparu avec la tumeur, qui agissait ici comme corps étranger. Nous verrons plus loin qu'il est possible de les atténuer et souvent de les supprimer, alors même qu'on ne peut en faire disparaître la cause.

OBSERVATION II.

Épithélioma de la lèvre postérieure du col.

Mlle Holgat, Madeleine, couturière, âgée de 41 ans, née à Hirton en Londrey (Angleterre), entre à l'hôpital Saint-Éloi le 12 février 1882.

Réglée à 16 ans. L'écoulement menstruel n'a rien présenté de particulier jusqu'à une époque récente. *Pas d'accouchements ni de grossesses antérieures.*

Les antécédents pathologiques semblent se réduire à des éruptions cutanées abondantes et assez fréquentes; la dernière eut lieu il y a quatre ans. La difficulté du dialogue entre l'observateur et la malade m'a empêché de préciser, par de plus amples renseignements, le genre d'éruptions auxquelles elle est sujette.

Les antécédents héréditaires sont mieux connus. Six ans avant sa mort, la mère de Madeleine vit la santé merveilleuse dont elle avait joui jusqu'alors faire place à un état valétudinaire qui alla en empirant, jusqu'à ce qu'une métrorrhagie dangereuse appelât l'attention du côté de l'utérus, dont aucun symptôme jusqu'alors n'avait fait suspecter l'état. Les médecins anglais consultés portèrent le diagnostic de cancer de la matrice. Je n'ai aucun renseignement sur le traitement institué à cette époque. Les pertes se multiplièrent, et neuf mois après la première hémorrhagie, la malade succombait à une péritonite suraiguë, à l'âge de 51 ans.

La sœur de la précédente était elle-même morte d'un cancer à l'utérus. Notre malade, à part ce diagnostic, dont elle est absolument certaine, ne peut me donner aucun détail sur la maladie de cette parente qui succomba loin d'elle.

Madeleine Holgat est malade depuis le mois d'août 1881. A cette époque, elle éprouvait beaucoup de fatigue, un abattement général, une pesanteur au périnée qu'elle attribuait à la position assise que nécessite son état. Au mois d'octobre suivant, elle eut une hémorrhagie abondante qui, ayant bientôt cessé, reparut quelques jours plus tard et, cette fois, s'établit en permanence avec les rares intervalles des deux ou trois jours qui précédaient l'apparition des règles. C'est alors que, frappée de la ressemblance qui existait entre les symptômes qu'elle présentait et ceux qu'elle avait observés chez sa mère, elle demanda et obtint son admission à l'hôpital Saint-Eloi, où elle fut couchée au n° 13 de la salle Notre-Dame.

La malade est d'une faiblesse extrême ; teint pâle, muqueuses décolorées, appétit nul, digestions pénibles. Elle est toujours constipée, et éprouve des douleurs qui s'irradient dans les cuisses et les lombes ; elle a de la difficulté à uriner et présente un écoulement vaginal abondant, purulent, et d'une odeur infecte.

Au toucher, on perçoit une induration de toute la lèvre antérieure ; la lèvre postérieure manque presque totalement ; on sent une plaie à bords frangés, se désagrégeant facilement et s'étendant à la partie correspondante de la paroi vaginale postérieure. Au spéculum de Cusco, on se rend mieux compte encore des désordres existants. La perte de substance, comprenant toute la partie vaginale de la lèvre postérieure et une partie du vagin, est limitée par des bords blafards, mous, parsemés de points noirs gangrenés. Ces détritus se détachent peu à peu et la solution de continuité augmente pendant que la malade s'affaiblit.

Il est trop tard pour rien tenter contre cet état local. On se contente de prescrire un régime fortifiant et reconstituant, quelques lavements laudanisés pour calmer les douleurs, et surtout des injections fréquentes d'eau phéniquée.

Le 24 mars, la gorge et la langue sont le siège de muguet, la prostration est extrême et la malade exprime le désir de sortir de l'hôpital. La famille qui devait la recueillir n'ose s'y décider en ce moment.

Les soins éclairés de M. le professeur agrégé Serre, chargé du service, procurent à Madeleine un nouveau répit. La fièvre, qui apparaissait matin et soir depuis l'entrée à l'hôpital, cède à une médication énergique ; les douleurs cessent, l'appétit semble meilleur, mais la faiblesse est toujours très grande, la malade ne peut quitter le lit, même un instant. Pendant quinze jours on lutte contre cet état, et enfin l'appétit reparaît, les forces reviennent ; Madeleine passe ses journées assise sur son lit ; elle travaille et en éprouve peu de fatigue. Les douleurs, rares, ont le caractère fulgurant et siègent à la partie supérieure des cuisses.

Actuellement enfin, la malade a des alternatives de repos complet et de douleurs intolérables qu'elle compare à des crampes, et qui nécessitent des injections hypodermiques journalières de chlorhydrate de morphine.

L'état général se maintient assez bon, mais la pâleur et la faiblesse augmentent. De plus, les injections vaginales désinfectantes ne pouvant être régulièrement faites, l'odeur caractéristique reparaît dès qu'on les suspend.

Dans ce cas, on ne pouvait songer à traiter que les symptômes, et nous les voyons s'amender rapidement sous l'influence du traitement. La douleur est calmée par des piqûres de morphine et des lavements laudanisés. L'écoulement fétide, ne pouvant être enrayé, est désinfecté autant que possible par l'acide phénique ; l'état général est maintenu par un régime fortifiant.

En un mot, l'état local est si grave que l'on s'étonne de voir la malade
y résister aussi longtemps : il faut en attribuer la cause au traitement judi-
cieux institué dès son entrée à l'hôpital et poursuivi avec une si louable
persévérance.

OBSERVATION III.

Épithélioma de la lèvre antérieure du col.

Hortense P....., née à Saint-Affrique (Aveyron), entre à Saint-Éloi le
14 juin 1876.

Les antécédents de cette femme ne sont pas bien établis. Une fausse
couche en 1874.

Il y a six mois environ, apparurent des hémorrhagies abondantes qui
amenèrent rapidement une anémie et une faiblesse extrêmes. Un écoulement vaginal d'une odeur repoussante rendait Hortense P... insupportable
à elle-même et aux siens.

A son entrée à l'hôpital, l'état général est très mauvais : teint jaune-
paille, faiblesse extrême, constipation opiniâtre ; les règles sont irrégulières et offrent souvent le caractère de véritables métrorrhagies. Dans
l'intervalle, écoulement continu d'une odeur gangréneuse nauséabonde.

On relève d'abord l'état général par les reconstituants et les fortifiants,
puis on s'occupe de l'état local.

La lèvre antérieure du col est le siège d'un énorme chou-fleur, mou,
friable, saignant au moindre attouchement, ayant un pédicule implanté
largement sur toute la portion vaginale antérieure du col. L'aspect de la
tumeur, sa marche rapide, la cachexie commençante, font porter le diagnostic d'épithélioma.

L'ablation fut décidée, Des pinces à griffes enfoncées dans la tumeur
la déchirent par lambeaux, déterminant des hémorrhagies que l'on arrête,
à mesure qu'elles se produisent, par la cautérisation au fer rouge.
Bientôt, la tumeur ayant été arrachée en entier, on cautérise profondément
l'endroit où elle était implantée, et plus tard on y fait des applications de
chlorure de zinc liquide.

Ce traitement local, joint au régime fortifiant et à une bonne hygiène, rend bientôt à la malade sa force et son embonpoint. L'écoulement et les hémorrhagies ont cessé avec la cause qui les produisait, et deux mois après, Hortense P..... sortait de l'hôpital dans un état des plus satisfaisants.

Ici, le chlorure de zinc a été employé pour détruire les derniers vestiges de la tumeur cancéreuse.

Poursuivant le même but, Hausmann [1] a fait plusieurs expériences sur la potasse caustique (en solutions à différents degrés) sur les tumeurs malignes, et il propose les conclusions suivantes :

Il faut employer une solution au millième à + 18 ou + 19°, en faire durer l'application de un quart d'heure à une demi-heure, et préserver les tissus sains au moyen d'ouate.

L'emploi de cette solution serait indiqué :

1° Après l'ablation des cancers, particulièrement des cancers riches en éléments cellulaires, lorsqu'il y a lieu de craindre qu'il ne soit resté au fond de la plaie quelques éléments de tissus morbides ;

2° Contre les cancers ulcérés, lorsque l'on doit craindre que l'ablation, même pratiquée dans le tissu sain, *ne soit suivie de l'infection de ce tissu sain par le suc cancéreux au moment de l'opération.* (Nous soulignons à dessein cette idée, qui sera peut-être le point de départ d'intéressantes découvertes.)

Le thermo-cautère est utile lorsqu'on veut agir rapidement. Dans les autres cas, nous lui préférons la pâte de Canquoin, qui ne forme jamais qu'une eschare proportionnelle à son épaisseur. Il vaudrait mieux encore faire des applications directes de chlorure de zinc *solide*. Nous en indiquerons plus loin un excellent mode d'emploi.

[1] De Brinon , in *Revue de Hayem*, janvier 1881.

OBSERVATION IV.
Épithélioma de la lèvre antérieure du col.

Marie A....., entrée à l'hôpital Saint-Éloi le 20 juillet 1878, est âgée de 30 ans; elle a eu deux enfants, dont l'un est mort à 13 mois, et un avortement.

Dès l'âge de la puberté, les règles s'établissent difficilement et se reproduisent avec douleur. Pendant plusieurs années, la malade passe par diverses alternatives d'aménorrhée continue et de métrorrhagies abondantes.

Elle présente, à son entrée, une leucorrhée très odorante. La lèvre antérieure du col est couverte de petites tumeurs granuleuses analogues à des grains de millet; elle est de plus tuméfiée et indurée. Amaigrissement, débilité excessive, constipation, douleur dans la région hypogastrique, sensation de pesanteur au périnée, tous les symptômes enfin d'une affection utérine grave, ayant un retentissement sur toute l'économie.

On institue un traitement approprié à l'état général: repos, régime tonique, lavements purgatifs (huile de ricin), etc. On traite l'état local par le nitrate d'argent en solution et par les pointes de feu. Chaque jour amène un mieux sensible, et au bout de cinq mois de traitement, Marie A..... peut être considérée comme guérie.

La cautérisation au fer rouge remplace quelquefois avantageusement l'amputation partielle ou totale du col. Jobert [1] a triomphé, de cette manière, d'une affection pour laquelle la malade avait subi deux amputations partielles.

OBSERVATION V.
Épithélioma de la cavité du corps et du col.

Bounier, Thérèse, 46 ans, domestique, veuve d'Azaïs, Étienne, domiciliée à Montpellier, où elle est née, entre à la salle Notre-Dame, le 22 décembre 1876.

[1] Jobert; Journ. de Chirurgie, janv. fév. et mars 1844.

Variole à 23 ans ; pas d'antécédents diathésiques.

L'instauration des règles se fit à 15 ans ; le flux était abondant, régulier, et durait de cinq à huit jours. Cette femme, mariée à 15 ans et quatre mois, accoucha facilement de trois enfants qui moururent jeunes. Jamais de leucorrhée. Parfois, depuis l'âge de 40 ans, elle voyait apparaître dans les époques intermenstruelles, des metrorrhagies qui duraient quatre jours.

Il y a un mois, nouvelle métrorrhagie qui ne cesse pas et qui nécessite son entrée à l'hôpital.

On applique d'abord, le 23 décembre, un tampon imbibé de perchlorure de fer qui diminue la perte. Le 27, au moyen d'une pince divergente, on abaisse suffisamment le col pour constater l'existence de végétations épithéliomateuses dans la cavité du col et du corps.

Injection d'eau fraîche et alun.

Eau de Seltz, purée de viande crue, potion alcoolique. Quatre pilules de Blaud et rhubarbe aux repas.

Le 1er janvier, on applique le spéculum de Sims et, au moyen d'une pince divergente, on abaisse l'utérus, dans la cavité duquel on injecte, au moyen d'une canule en gomme armée d'une seringue, une solution de chlorure de zinc suivie d'une injection vaginale détersive.

Quatre opérations de ce genre, répétées avec trois jours d'intervalle entre elles, rendent l'amélioration si notable, que la malade sort le 14 janvier pour reprendre ses occupations.

Les végétations dont il s'agit ici appartenaient au cancroïde tubulé de Verneuil. Nous avons dit que le corps de l'utérus renferme quelques glandes folliculeuses, mais surtout des glandes tubuleuses ; ce sont ces éléments qui, en proliférant, ont produit cet épithélioma, généralement bénin, qui ne devient dangereux que par les hémorrhagies qu'il provoque. Les injections de chlorure de zinc étaient donc formellement indiquées ; elles ont détruit la tumeur et supprimé les pertes.

Toutefois, nous ne saurions recommander trop de prudence dans l'emploi de ces injections intra utérines, qui ont souvent provoqué des péritonites mortelles, alors même qu'elles étaient faites avec de l'eau. Le D[r] Eu-gelmann les repousse formellement, considérant qu'une manœuvre aussi dangereuse devrait être bannie de la pratique [1]. Nous pensons que cette solution est trop radicale, et nous estimons, avec M. Rochard [2], que certaines pratiques qui entraînent quelquefois des accidents, n'exposent guère plus les malades qu'un voyage sur certaines lignes de chemin de fer.

OBSERVATION VI.

Épithélioma de la cavité utérine.

Gauthier, Françoise, âgée de 50 ans, née et demeurant à Montpellier, se présente à l'hôpital Saint-Éloi et est admise dans le service de M. le professeur Courty, le 1er novembre 1876.

Cette femme est ménagère. Elle s'est mariée à l'âge de 27 ans et a eu, à deux ans et demi d'intervalle entre chaque accouchement, trois enfants dont deux sont bien portants ; le dernier est mort âgé de 13 jours ; elle a eu de plus un avortement à cinq mois, à l'âge de 35 ans.

Sa mère, morte de pleurésie, a été affligée pendant longtemps de pertes blanches très considérables. Deux de ses sœurs souffrent aussi de leu-corrhée.

Dans son enfance, elle a eu des glandes au cou, des dartres sur la peau et des gonflements érysipélateux à la tête. Avant l'instauration menstruelle, qui s'est faite très tard (17 ans), elle a été atteinte de chlorose qu'on a traitée et guérie par le fer. Jusqu'à l'époque de son mariage, elle a eu des règles très irrégulières, d'une durée de trois à cinq jours, et ne s'accompagnant pas de phénomènes douloureux. Elle fut même atteinte d'amé-norrhée pendant une année entière et, dans cet intervalle, eut chaque mois des indispositions prolongées (suffocations, vomissements, etc.) ; en revanche, les pertes blanches étaient abondantes et prolongées.

A l'âge de 45 ans, elle vit se produire de véritables hémorrhagies d'une durée de dix à douze jours, revenant chaque mois à l'époque des règles.

[1] Annales de Gynécol., oct. 1880, pag. 277.

[2] Acad. de Médecine, avril 1882.

et qui l'affaiblirent beaucoup sans toutefois l'empêcher de se livrer à ses occupations. Il y a quinze mois, ces ménorrhagies se sont transformées en une leucorrhée sanguinolente de mauvaise nature, qui occasionna des dou-leurs très intenses. Depuis cette époque, la malade est devenue incapable de tout travail ; la marche même lui était pénible.

Depuis huit mois, les douleurs sont devenues beaucoup plus vives et ont forcé cette femme à garder le lit, mais non cependant d'une manière continue ; ces douleurs siégeaient particulièrement au côté gauche de l'abdomen.

Elle entre enfin à l'hôpital.

L'amaigrissement et la faiblesse sont extrèmes, la langue sale, l'appétit nul. Le ventre est ballonné et chaud ; une constipation opiniâtre, jointe à de la dyspepsie, provoque fréquemment des vomissements après les repas ; il y a de plus une anémie profonde, et on a de la peine à trouver le pouls, qui est très dépressible.

Les ganglions sont engorgés et indurés au pli de l'aine, et on constate une adénite cervicale.

La malade accuse des douleurs sourdes dans le ventre et cuisantes dans le dos, douleurs qu'elle compare à celles de la parturition; ces phéno-mènes se présentent avec une extrème acuité et rayonnent au pli de l'aine et souvent même dans toute l'étendue des membres inférieurs ; elle peut à peine marcher, et seulement en s'appuyant sur une canne.

Le lendemain de son entrée, on la soumet à un examen approfondi : le spéculum ne donne aucune indication ; mais, par le toucher, le doigt introduit dans l'utérus perçoit, dans l'intérieur de cet organe, des végéta-tions épithéliales très friables, en forme de chou-fleur, occupant toute la cavité utérine, la cavité cervicale étant intacte. (Les douleurs de parturi-tion s'expliquent ainsi par la difficulté d'élimination des détritus épithé-liaux.)

De plus, le doigt retiré de l'utérus est recouvert de mucosités sanguino-lentes exhalant une odeur gangréneuse nauséabonde.

De cet examen, on conclut à l'existence d'un épithélioma de la cavité utérine.

Avant de s'occuper de l'état local, on commence par traiter l'état général, qui est très mauvais. A cet effet, on prescrit :

1° Deux fois par jour : perchlorure de fer XV gouttes dans une tasse de lait pour relever les forces ;

2° Tisane de camomille pour tonifier l'estomac ;

3° Chaque matin, huile de ricin 10 gram. dans du café noir, pour obtenir la liberté du ventre ;

4° Chaque soir un lavement avec laudanum de Sydenham XV gouttes, pour calmer les douleurs et permettre ainsi le sommeil ;

5° Quatre fois par jour, des injections astringentes avec de l'eau vinaigrée ou alunée.

Grâce à ces prescriptions, qui sont continuées jusqu'au 17 novembre, c'est-à-dire pendant quinze jours, l'état général est considérablement amélioré, et l'on peut songer à s'occuper de l'état local.

Il s'agit d'abord d'arrêter les hémorrhagies, qui se produisent encore de temps en temps. Pour cela, on fait placer la malade sur les genoux et les coudes, les cuisses écartées, la tête basse ; on déprime la paroi postérieure du vagin à l'aide du spéculum univalve de Sims, et, au moyen de pinces divergentes, on entr'ouvre le col de l'utérus, dans l'intérieur duquel on introduit une sonde en gomme à laquelle on adapte une seringue en verre contenant du perchlorure de fer que l'on injecte dans la cavité. Immédiatement après, au moyen de l'hydroclyse, on fait une injection d'eau destinée à entraîner le perchlorure de fer qui aurait pu tomber dans le vagin.

Cette opération est répétée tous les trois jours, jusques et y compris le 29 novembre.

A la suite des injections intra-utérines, les détritus épithéliaux ayant de la peine à sortir à travers le col intact, il se produit des contractions réflexes accompagnées de douleurs. Ces accès douloureux sont rapidement calmés par des injections hypodermiques de chlorhydrate de morphine dans l'aine gauche. On prescrit en outre, chaque jour, 150 gram. de viande crue destinée à fortifier la malade.

Le 4 décembre, toute hémorrhagie avait cessé ; de plus, l'état général étant aussi bon que possible, on attaque l'épithélioma lui-même par des injections intra-utérines d'une solution de chlorure de zinc faites de la manière et dans la position indiquées pour l'emploi du perchlorure de fer. Le caustique, injecté tous les deux ou trois jours, détruit peu à peu les végétations cancéreuses, et vingt-quatre jours de ce traitement suffisent pour produire une amélioration telle que la malade peut quitter l'hôpital. Elle est forte, marche sans l'aide d'une canne, a bon appétit et digère bien. Les douleurs ont disparu et la leucorrhée a presque complètement cessé ; le peu qui persiste a perdu son caractère gangréneux et son odeur infecte.

M. Courty avait bien songé à pratiquer l'hystérotomie; mais l'incertitude dans laquelle on était de l'étendue du mal, que l'on avait lieu de craindre propagé déjà aux ovaires, fit renoncer le chirurgien à cette grave opération.

Nous n'insisterons pas sur cette observation, qui corrobore en partie nos remarques précédentes.

OBSERVATION VII.

Squirrhe de la lèvre postérieure du col.

Rose Michel, 55 ans, journalière, née à Lunel, demeurant à Montpellier, entre à l'hôpital Saint-Éloi le 20 décembre 1877.

Pas d'antécédents scrofuleux ou herpétiques. Douleurs rhumatoïdes au bras droit, il y a cinq ans. Accès de fièvre intermittente à type tierce vers l'âge de 12 ans. Aucune autre maladie aiguë.

Père mort d'apoplexie à 55 ans, sa santé antérieure était bonne. Mère morte à 64 ans d'une maladie inconnue : cette femme avait eu vingt grossesses, dont une gémellaire et deux avortements. Notre malade a eu un frère mort à 25 ans à la guerre de Crimée ; neuf de ses sœurs sont mortes jeunes et elle en a connu quatre autres, dont deux sont vivantes. Elle n'a jamais observé de tumeurs chez les personnes de sa famille.

Les règles, survenues à 12 ans, étaient abondantes, régulières, indolores, et retardant de un à deux jours. Pas de leucorrhée avant son mariage, qui eut lieu à 17 ans. Elle eut quatre accouchements rapides, excepté le dernier, où l'on fut obligé de recourir au forceps. Deux de ses enfants sont morts avant d'avoir atteint l'âge de 2 ans ; il lui reste un fils unique âgé de 30 ans.

La ménopause arriva à 50 ans ; pas de métrorrhagies antérieures.

Il y a deux mois, en octobre, à quatre heures du soir, hémorrhagie subite, abondante, avec caillots énormes. Perte pendant tout le mois suivant, dans le courant duquel elle eut une seconde hémorrhagie aussi considérable que la première.

Elle éprouve depuis deux ans, dans le côté droit, une douleur qui s'irradie à la racine du membre inférieur. Rien dans le dos ni dans la fosse illaque gauche. Pas de gastralgie.

Examen.—La percussion sur la ligne médiane détermine une douleur à quatre travers de doigt au-dessous de l'ombilic. La percussion de la fosse iliaque droite donne une douleur au niveau de l'épine iliaque antérieure et supérieure. Rien à gauche.

La lèvre postérieure du col utérin est envahie tout entière par une tumeur squirrheuse dure, bosselée, exubérante, reposant sur une induration qui semble se propager au corps de la matrice.

On prescrit, le 20 décembre, des applications de perchlorure de fer, pour arrêter les hémorrhagies. Le 22, après avoir appliqué le spéculum de Fergusson, on plonge dans la tumeur des cautères à boule destinés à faire deux trous profonds dans lesquels on enfonce des flèches de pâte de Canquoin. On introduit ensuite un gros tampon de coton attaché avec un fil, et d'autres plus petits pour le maintenir. On prescrit le repos, et on laisse pendant vingt-quatre heures le caustique, qui détache une bonne partie de la tumeur qui tombe le 27, en laissant une ulcération de mauvais aspect. Piqûre de morphine, quatre injections détersives par jour.

Le 1ᵉʳ janvier, on applique sur l'ulcération du *spiradrap Canquoin* maintenu par un tampon armé d'un fil, et on prescrit le décubitus dextro-latéral et le repos absolu.

Le 3, on enlève le tampon. Lotions détersives.

Le 7, avec le spéculum à glace de Fergusson et une pince, on place à la surface de la tumeur une rondelle de sparadrap Canquoin attachée avec un fil et maintenue par un tampon.

Traitement général. — Huile de ricin 15 gram. tous les matins. Bromure de potassium à doses croissant de 25 centigr. par jour, jusqu'à 6 gram. Pilules de Blaud et rhubarbe en augmentant de deux tous les jours jusqu'à six : trois le matin, trois le soir. Vin de gentiane 20 gram. par jour.

Le 12, on applique une nouvelle plaque de Canquoin à gauche et en avant du col. A la suite de ces applications, on touche avec la poudre arsenicale de Rousselot au moyen d'un pinceau promené sur les parties malades. Décubitus sur le ventre. Injection détersive au bout de dix heures. Piqûres de morphine lorsque la malade souffre.

Le 5 février, la tumeur est ulcérée, ses bords sont déchiquetés, elle a envahi tout le col et se propage au corps utérin. Le suintement est peu considérable.

L'ulcération gagnant bientôt les culs-de-sac, les applications locales deviennent dangereuses, et on se borne à prescrire des lotions détersives et désinfectantes. A partir de ce moment, la maladie marche rapidement vers le terme fatal.

Il est probable que, dans ce cas, le chirurgien a été consulté trop tard pour pouvoir retirer du chlorure de zinc tous les avantages qu'il était en droit d'en espérer. Quoi qu'il en soit, cet agent a produit des effets hémostatiques très précieux au point de vue de la santé générale ; il a de plus agi comme un puissant antiseptique, puisqu'on n'a été obligé de désinfecter l'écoulement et la plaie que lors de la suppression de son emploi.

OBSERVATION VIII.

Carcinome de la lèvre antérieure du col.

Mme G..., âgée de 45 ans, avait des métrorrhagies intermenstruelles depuis six mois. Les premières passèrent inaperçues ou furent mises sur le compte de la ménopause. Ces hémorrhagies persistant, M. G... docteur en médecine, amena sa femme à Montpellier pour la faire traiter (1880).

Pas d'antécédents héréditaires, pas de fausses couches. Cette dame a un fils bien portant, qui fait actuellement ses études médicales.

La malade est pâle, très amaigrie, d'une grande faiblesse ; on la soumet immédiatement à un examen qui permet de constater une induration bien limitée à la lèvre antérieure, la lèvre postérieure restant saine.

M. le professeur Courty, consulté, fut d'avis de procéder de suite à l'ablation de la tumeur, opération que M. le professeur agrégé Roustan pratiqua de la manière suivante :

Avec le thermo-cautère, un sillon fut creusé sur la muqueuse du cul-de-sac antérieur, et les deux angles du col furent sectionnés. Cette manœuvre préalable est destinée à pédiculiser la tumeur, à la base de laquelle on applique un fil élastique au moyen des tubes de Gooch. La ligature, suffisamment serrée d'abord, sectionne peu à peu les tissus en se relâchant. Le quatrième jour, on la resserre, en même temps qu'on excise une partie mortifiée de la tumeur ; au dixième jour, le fil n'était plus adhérent qu'à une eschare tout à fait mortifiée et qui remontait un peu au-dessus du point embrassé par la ligature. On excise cette portion mortifiée, et au moyen d'une curette coupante on fait un raclage très profond de l'ulcération ; on constate alors que l'on arrive sur un tissu dur, dense, rappelant la consistance du tissu utérin.

Pour arrêter l'hémorrhagie, qui est relativement faible, autant que pour enlever les points malades qui auraient échappé au raclage, on fait une application de chlorure de zinc solide sur une rondelle d'amadou, recouverte d'une seconde rondelle plus large, et le tout maintenu en place par des tampons d'ouate.

On recommande des injections phéniquées plusieurs fois par jour. Un mois après l'opération, l'ulcération était cicatrisée complètement.

Depuis cette époque (il y a plus d'un an), la santé générale est parfaite, les couleurs sont revenues et les hémorrhagies n'ont pas reparu.

La ligature élastique a cet avantage que la section se fait généralement sans douleur et lentement, de sorte que la réparation a lieu en même temps, ce qui évite les hémorrhagies et les suppurations consécutives.

Dans le cas actuel, craignant que tout ne fût pas bien enlevé, M. Roustan a dû racler et cautériser la base même de l'induration, qu'il a poursuivie jusques au tissu sain. La cautérisation a eu lieu cette fois au moyen du *chlorure de zinc anhydre*. Ce corps est blanc, déliquescent et très avide d'eau [1], de sorte que pour le conserver à l'état solide, on l'enferme dans des flacons bouchant à l'émeri. M. Roustan l'emploie de la manière suivante : on écrase quelques cristaux sur une rondelle d'amadou un peu plus grande que la plaie que l'on veut cautériser, et on l'applique exactement ; on la recouvre d'une seconde rondelle débordant largement la première, et, pour maintenir le tout, un gros tampon armé d'un fil est introduit d'abord, puis maintenu à son tour par d'autres boules d'ouate faciles à extraire plus tard.

L'amadou s'imprègne rapidement des liquides excrétés, et adhère intimement, de sorte que le caustique ne peut fuser ; de plus, appliqué ainsi, il s'hydrate exclusivement aux dépens des tissus sur lesquels on le fait agir. Si, par extraordinaire, une hémorrhagie survenait, l'amadou remplirait son office habituel et le tamponnement contentif aiderait puissamment à l'hémostase.

Nous appelons donc particulièrement l'attention sur ce mode d'emploi du chlorure de zinc, dont nous avons pu observer maintes fois les merveilleux effets.

OBSERVATION IX.

Carcinome du col et du corps de l'utérus.

Mme J..., née à Nimes, domiciliée à Montpellier, est âgée de 38 ans. Elle a une position aisée, et ses occupations se bornent aux soins du ménage. Mariée à 19 ans, elle a eu cinq grossesses, dont trois seulement arrivèrent à terme ; il lui reste un enfant vivant et bien constitué.

L'instauration menstruelle s'est faite à l'âge de 17 ans, et, jusqu'à une époque récente, les règles ont eu une durée normale, sans être trop abondantes et sans provoquer de douleurs. Cette dame, d'un tempérament

[1] Engel ; Chimie médicale, pag. 302.

lymphatico-nerveux, a eu dans sa jeunesse le corps couvert de boutons à plusieurs reprises, et les glandes du cou souvent engorgées.

Pas d'hérédité pathologique connue : la mère est morte de gastrite, les aïeuls ont atteint un âge avancé, le frère et la sœur sont bien portants.

Il y a sept ans, à la suite d'une fausse couche à deux mois et demi, elle eut une métrorrhagie très abondante, à laquelle succéda une anémie profonde. Il y a cinq ans, nouvelle métrorrhagie, qui cette fois dura dix jours et s'accompagna de violentes crampes d'estomac. A dater de ce moment, tous les deux ou trois mois survinrent des pertes graves sans être désormais accompagnées de phénomènes douloureux. Dans l'intervalle, les règles étaient normales, précédées seulement d'une légère leucorrhée.

Il y a trois ans, la malade consulta un médecin qui l'examina et déclara qu'il y avait *engorgement de l'utérus avec plaies*, puis il la cautérisa au nitrate d'argent et fit des applications réitérées de perchlorure de fer; cet agent arrêta les pertes, mais la trêve ne fut pas de longue durée, et, au bout de sept mois, la métrorrhagie ayant reparu de plus belle, Mme J... vint à Montpellier, où elle se fixa le 8 avril 1880 et reçut, dès ce moment, les soins éclairés de M. le professeur agrégé Roustan.

Des pertes blanches très abondantes, d'une odeur fétide, repoussante, un teint jaune-paille caractéristique, ses pieds enflés, son extrême faiblesse, dénotaient une altération profonde de l'organisme. Le flux cataménial s'établissait tous les quinze jours et se maintenait presque sans interruption.

M. Roustan la soumit à un examen immédiat, et, au toucher, il constata l'existence d'un champignon dur, de la grosseur d'une petite pomme, siégeant sur la lèvre antérieure tout entière et reposant sur une induration qui se prolongeait à la partie supérieure et antérieure du corps de l'utérus.

Au spéculum plein, il fut impossible de limiter le mal; mais en plaçant la malade en pronation, sur les genoux et les coudes, il put, à l'aide du spéculum univalve de Sims, déprimant la paroi postérieure du vagin, voir un chou-fleur bourgeonnant et saignant, occupant sur le col la position indiquée par le toucher. Il lui fut impossible de trouver l'orifice cervical perdu dans les fongosités, et par conséquent de pénétrer dans la cavité utérine.

Il ne fut pas un moment question d'amputer en totalité le col de l'utérus. L'induration, qui, ainsi que je.l'ai dit plus haut, s'étendait au corps même de cet organe, ne laissait aucun espoir de dépasser, ou même d'atteindre sans danger les limites du mal. On fit alors sur le chou-fleur des applications de chlorure de zinc solide sur des rondelles d'amadou. Dans l'intervalle des applications, on prescrivait plusieurs fois par jour des injections avec de l'eau d'abord saturée d'acide borique, puis contenant 2,5 °/₀ d'acide phénique.

Au bout de six semaines de ce traitement, et après cinq ou six cautérisations, le chou-fleur avait disparu, les pertes avaient complètement cessé, la malade reprenait peu à peu sa fraîcheur et son embonpoint, l'état général était excellent.

Au lieu d'implantation de la tumeur restait une ulcération que l'on traite plus tard par des applications de poudre arsenicale de Rousselot recouverte d'un tampon imprégné de glycérine borique. Sous cette influence, l'ulcération, d'un aspect rosé, est réduite à la dimension d'une pièce de un franc. L'orifice du col est parfaitement visible et permet l'introduction du cathéter dans la cavité utérine. Plus d'écoulement, plus d'odeur, règles normales. La malade, qu'on a laissée naturellement dans l'ignorance de la nature de son mal, se félicite de sa guérison rapide et reprend ses occupations.

Ce résultat heureux se maintient pendant *vingt-deux mois*. M. J..., qui avait appris à manier le spéculum, appliquait de temps en temps de la poudre arsenicale, de la pommade de Rousselot et de la pommade à l'iodoforme sur la petite ulcération, qui persistait, mais qui n'augmentait pas, tandis que l'induration, qui n'avait jamais cédé, gagnait en étendue et en profondeur.

Il y a trois mois, la maladie éclate de nouveau et provoque des douleurs continues. Le cancer a infiltré les ganglions lymphatiques et le tissu cellulaire environnant; la compression qu'ils exercent sur les nerfs sous-jacents se traduit par des crampes qui tenaillent les jambes de la malheureuse, qui perd en peu de jours l'apparence florissante qu'elle devait à deux ans de bien-être. Toute la paroi supérieure du vagin et le canal de l'urèthre sont indurés ; mais il est remarquable, au milieu de tous ces phénomènes, que l'ulcération persistante du col est toujours restreinte, et qu'elle n'est le siège ni d'hémorrhagie, ni d'écoulement fétide. Le ventre est souvent sensible à la moindre pression. La fièvre est fréquente, les selles sont rares et douloureuses, enfin la cachexie s'établit et le terme fatal approche.

Pour maintenir la liberté du ventre, M. Roustan prescrit deux ou trois fois par semaine un demi-verre ou un verre d'eau d'Hunyadi-Janos ; contre les crampes qui provoquent une insomnie si cruelle, l'opium et le chloral procurent à la malade un repos salutaire. Régime reconstituant, ferrugineux, pilules asiatiques, vins généreux, etc.

La maladie empire cependant. La faiblesse augmente encore. La tumeur, se propageant dans tout le vagin, comprime le canal de l'urèthre et le rectum. On est obligé de sonder la malade plusieurs fois par jour et de lui donner souvent des lavements d'eau de mauve miellée au moyen d'une sonde en gomme que l'on introduit le plus haut possible dans l'intestin. Les jambes et les grandes lèvres sont œdématiées ; les douleurs hypogastriques reparaissent par intervalles, quelques vomissements se produisent, enfin l'amaigrissement et la pâleur sont extrêmes. On fait des piqûres de morphine ; sur les jambes, frictions avec un mélange de teinture de scille et de digitale (parties égales), frictions suivies de l'application de linges chauds. Contre la constipation, pilules de Coirre (à la podophylline). Bouillons, potages légers, jus de viande arrivent à être bien digérés grâce à de petites quantités de vin de Chassaing dont on les fait suivre.

Ainsi, voilà une malade qui, à la suite d'une atteinte assez sérieuse pour effrayer et décourager plusieurs médecins, a cependant pu se rétablir et conserver, pendant deux ans, les apparences d'une parfaite santé. C'est là un exemple remarquable des résultats que l'on peut obtenir en tenant toujours tête à la maladie, en la combattant dans chacune de ses manifestations.

A l'heure où j'écris ces lignes, notre malade, que j'ai toujours attentivement suivie, ne désespère pas de se rétablir et ne se plaint que d'une extrême faiblesse. Elle meurt pourtant, non du cancer proprement dit, puisque partout où il a été accessible on en est resté constamment maître ; non d'une cachexie provenant d'un épuisement par des pertes ou d'un empoisonnement lent par l'odeur de l'ichor et par l'ichor lui-même, puisque les pertes odorantes sont arrêtées depuis longtemps ; elle meurt de l'infection ganglionnaire et de la propagation de la maladie au péritoine. Les tumeurs intra-pelviennes poursuivent en effet leur marche envahissante, se substituant peu à peu aux éléments normaux des organes qui les entourent : et l'art est malheureusement impuissant à enrayer ce mouvement !

OBSERVATION X.

Sarcome embryoplastique du col.

Mme O..... est âgée de 47 ans. Elle a été réglée à 16 ans, s'est mariée à 25, a eu deux enfants qui sont bien portants, et n'a pas eu de fausse couche. Les pertes mensuelles ont toujours été régulières et assez copieuses, sans exagération.

Depuis trois ou quatre ans, la malade est atteinte de douleurs rhumatismales ayant pour siège les bras et les épaules, et reparaissant périodiquement vers le mois de septembre.

Pas d'antécédents héréditaires.

Mme O..... éprouvait une pesanteur anormale au périnée, mais ne s'en préoccupait pas outre mesure.

Ses occupations se bornaient aux soins de son intérieur dans une magnifique propriété des environs de Montpellier, dont son mari était gérant, lorsque, le 19 janvier 1881, une forte hémorrhagie éveilla les craintes du médecin de la famille. Celui-ci examina la malade, et, reconnaissant une tumeur suspecte dans le vagin, fit appeler M. Roustan, professeur agrégé, qui procéda de suite à un examen minutieux.

Le spéculum univalve de Sims fut employé conjointement avec le cathéter destiné à déprimer la paroi supérieure du vagin. On constata alors une tumeur de la grosseur d'une petite pomme, arrondie, molle, indurée seulement à sa base, recouverte d'une muqueuse amincie et bleuâtre, sillonnée de veines un peu saillantes, et présentant une fausse sensation de fluctuation Cette tumeur occupait la totalité de la lèvre antérieure du col et le tiers droit de la lèvre postérieure. Il n'y avait pas d'ulcération et l'utérus était mobile.

Le mal paraissant limité et l'état général étant relativement bon, M. Roustan proposa l'ablation de la tumeur et décida d'opérer aux ciseaux et au bistouri.

Quelques jours après, le 1er février, nous nous rendîmes de nouveau à la campagne de Mme O.., et l'opération fut pratiquée de la manière suivante :

Après avoir monté et allumé le thermo-cautère, qui est confié à un aide, et préparé des serre-nœuds, du perchlorure de fer, de l'amadou, des bourdonnets et des tampons de coton, on place la malade sur le dos, le siège relevé ; un spéculum univalve déprime la paroi postérieure du vagin et, au moyen d'une pince divergente introduite dans le col, on abaisse suffisamment l'utérus pour permettre l'accès de la partie cervicale supérieure. Je suis chargé de maintenir le spéculum et la pince divergente.

M. Roustan commence alors, avec le bistouri, à inciser à un centimètre et demi au-dessus de la tumeur la muqueuse, qu'il cherche à décoller, puis il la refoule en haut de manière à atteindre les racines les plus profondes de la production morbide. Il donne un coup de ciseaux dans l'angle gauche du col et, au moyen des ciseaux et du bistouri alternativement employés, il détache la base de la tumeur de gauche à droite. Pendant l'opération, la tumeur se déchire à plusieurs reprises sous les efforts de traction. On termine en enlevant une bonne partie de la lèvre postérieure.

L'extraction se fait assez rapidement pour qu'il y ait peu d'hémorrhagie. On se hâte d'appliquer quelques points de suture sur la muqueuse disséquée et on pratique le tamponnement.

La mollesse et la forme de la tumeur font éliminer l'idée d'un épithélioma et d'un carcinome squirrheux.

M. Roustan pense avoir eu affaire à un sarcome embryoplastique. L'examen microscopique a confirmé ce diagnostic.

Trois jours après cette opération, on enlève les tampons : pas d'hémorrhagie, la plaie a bon aspect, et on se contente de prescrire des injections détersives. Plus tard, les points de suture sont enlevés et la guérison locale ne tarde pas à être complète.

Ce résultat heureux se maintient pendant un an. Pas de pertes rouges, pas de leucorrhée, règles normales.

Le 19 janvier de cette année, douze mois jour pour jour après le premier accident, une nouvelle hémorrhagie abondante a lieu. Depuis cette époque, les règles sont irrégulières, il se produit continuellement des flueurs blanches abondantes.

Mme O.... s'affaiblit de jour en jour, perd l'appétit, se plaint de violentes douleurs qui s'irradient aux reins, au sacrum, à l'anus, au pubis, et à la partie supérieure des cuisses. Lorsque la malade marche dans sa chambre, ce qu'elle ne fait qu'avec peine, elle éprouve une douloureuse pesanteur au périnée ; il lui semble, selon son expression, qu'*elle va perdre quelque chose.*

Il survient souvent des hémorrhagies qui, sans être très-considérables, l'épuisent néanmoins ; la pâleur de la face et des muqueuses augmente, une constipation s'établit en même temps que de la dysurie, l'appétit est nul et le moral même est gravement affecté.

Il est difficile d'introduire le spéculum univalve, dont le plus petit numéro provoque de fortes douleurs. On perçoit, dans le fond du canal vaginal, une surface granuleuse qui empiète sur la paroi supérieure du vagin ; il y a, parmi tout cela, des ulcérations qui saignent au moindre contact.

On constate un écoulement séro-purulent permanent, mais qui ne possède aucune odeur.

Au moyen d'un pinceau, on fait des applications de chlorure de zinc sur les ulcérations ; on prescrit de l'eau d'Hunyadi-Janos, du sirop de morphine et une nourriture substantielle.

Le chlorure de zinc arrête rapidement les hémorrhagies.

Au mois d'avril dernier, on emploie de nouveau le chlorure de zinc

7

solide sur de nouvelles poussées sarcomateuses, et, de temps en temps, on fait des applications de poudre de Rousselot.

Il y a quelques jours, un nouvel examen nous permit de constater un état local relativement satisfaisant. L'induration est limitée à une partie du vagin, l'aspect du col n'est pas mauvais, et l'état général, devenu meilleur sous l'influence des toniques, des pilules asiatiques, etc., etc., nous fait espérer que le *statu quo* actuel, très supportable, se prolongera longtemps encore.

Dans le cas qui nous occupe, il y avait indication formelle d'opération. Le sarcome en effet, agissant déjà comme corps étranger, était en outre sorti de sa période inoffensive. Il avait donné lieu à une hémorrhagie grave qui se serait certainement renouvelée, et dont la répétition fréquente eût été dangereuse : donc, l'opération s'imposait.

Mais, dans les cas ordinaires, il faut se garder de toucher aux sarcomes si leur présence n'entraîne pas de danger immédiat. Il est de leur nature, en effet, d'être bénins, comme nous l'avons déjà dit, jusqu'à ce qu'une cause provocatrice développe en eux la malignité du cancer. D'un autre côté, comment reconnaître certainement un sarcome sans en enlever une parcelle pour l'examiner, et pourquoi l'ablation de cette parcelle ne serait-elle pas le traumatisme occasionnel que nous voulons précisément éviter ?

Nous tournons forcément dans un cercle vicieux. Espérons toutefois que la science dans ses progrès incessants, nous donnera un jour des règles précises, nous indiquera des signes certains qui guideront sûrement l'opérateur dans sa tâche glorieuse.

Notre époque d'analyse scientifique n'admet rien sans preuves. On pourrait donc m'objecter que les observations qui précèdent ne sont pas suffisantes pour motiver des conclusions. Le cadre de ce travail ne me permet pas cependant de les multiplier ; et d'ailleurs, en ces dix exemples, je crois avoir suffisamment montré le but que l'on doit se proposer et les moyens d'y atteindre Cent autres faits ne prouveraient pas davantage ;

on y verrait toujours qu'il faut, pour vaincre, posséder trois qualités : le courage, le discernement, la persévérance.

§ IV. — CONCLUSIONS.

En terminant ce travail, nous croyons pouvoir présenter à nos Maîtres les conclusions suivantes :

1° Si le cancer est incurable, il est du moins possible de prolonger, souvent fort longtemps, la vie des malades qui en sont atteintes, en le combattant avec énergie sous toutes ses formes, dans toutes ses manifestations.

2° Il faut insister auprès des malades soupçonnées atteintes, pour procéder le plus tôt possible à un examen complet, les chances heureuses étant plus nombreuses au début de toute affection.

3° On devra se rappeler quelques préceptes que voici :

I. Si la malade est trop faible pour supporter sans danger des manœuvres fatigantes, on commencera par relever l'état général par une bonne hygiène comprenant surtout une propreté excessive, et par un régime fortifiant et reconstituant (jus de viande, potages, pilules de Blaud et rhubarbe, vin de gentiane, perchlorure de fer, etc.).

II. Si le cancer est limité, alors même qu'il y aurait à redouter une récidive, il faut se hâter de faire l'ablation de la partie atteinte en opérant le plus radicalement possible. On remédiera ainsi à la compression douloureuse, aux hémorrhagies, à l'odeur infecte des détritus gangréneux.

III. Si le cancer est inopérable en totalité, il faut le détruire profondément par les moyens suivants :

    a Le fer rouge, qui réussira quelquefois là où d'autres agents auront échoué ;

b L'anse galvano-caustique, qui agit vite et bien ;

c Le chlorure de zinc, que nous recommandons spécialement comme le caustique le moins dangereux, comme un antiseptique puissant, et comme un hémostatique précieux et sûr. On l'emploiera sous la forme de pâte de Canquoin, sous la forme liquide, et de préférence à l'état solide, d'après la méthode de M. le professeur agrégé Roustan.

d La poudre de Rousselot, qui possède les trois propriétés capitales du chlorure de zinc, quoiqu'à un degré moindre.

e La ligature élastique, qui supprime la suppuration consécutive.

f Le nitrate d'argent, qu'il faut employer avec précaution dans la cavité utérine.

IV. On remplira les indications suivantes en traitant énergiquement le symptôme dominant :

a L'hémorrhagie, par le perchlorure de fer *intus et extra*, le seigle ergoté à l'intérieur, les topiques astringents ou coagulants, le repos absolu, etc.

b La douleur et l'insomnie, par la morphine en sirop ou en injections hypodermiques, l'éther, le laudanum en potion ou en lavements, l'extrait gommeux d'opium et l'extrait de belladone, les suppositoires calmants, les bains chauds, la pommade à l'iodoforme (qui est anesthésique).

c La fétidité de l'écoulement, par les soins de propreté, les lavages antiseptiques répétés. Dans la plupart des cas, la seule cautérisation des masses cancéreuses par le chlorure de zinc suffira à la désinfection.

d La faiblesse et les troubles digestifs, par les toniques amers, les aliments froids, les vins digestifs, l'eau de Vichy, le vin de Champagne, les pilules de Blaud, le perchlorure de fer et le quinquina.

e La constipation, par des lavements purgatifs et les laxatifs.

V. Enfin le médecin devra s'étudier à donner à ses pauvres patientes

une confiance, un espoir qu'il est loin de partager. Il les abordera le sou-
rire aux lèvres, se rappelant que sa physionomie est anxieusement inter-
rogée par celles qu'il doit tromper toujours, et il se rappellera de même
que l'état moral de ses malades aura une influence considérable sur le
résultat final.

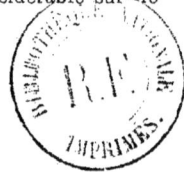

www.ingramcontent.com/pod-product-compliance
Lightning Source LLC
Chambersburg PA
CBHW050538210326
41520CB00012B/2630